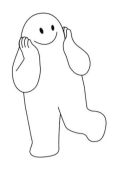

爱自己的人从来不听世俗的耳语，

只看自己喜欢的风景，

愿每个人拥有爱自己的能力

外界的声音只是参考，
不开心就不用参考

屏蔽力

〔日〕托米医生 —— 著

王 彦 译

SPM
南方传媒 广东人民出版社

·广州·

我们要屏蔽掉的是什么？

　　人生在世，会"在意"各种各样的事情。有些的确是应该在意的事情，但也有很多是不必在意的。如果不对这些"不必在意"的事情进行屏蔽，我们的每一天就会被"在意"填满。大到人际关系、工作、金钱、健康，小到"没有收到LINE 回复""没落下什么东西吧""返程如果堵车的话会不会来不及"等诸如此类的日常琐事。

　　但既然活着，令你困扰、让你时时放在心上的事情便会接二连三地发生。在某个时候，在意的事情可能得到解决，或者你学会了去屏蔽。

　　化解烦恼就是减少"在意"，最终习得屏蔽力。例如，狗、猫、小鸟等动物之所以看起来很幸福，大概就是因为它们具有这种能力。

这里我想聊聊我自己。我原本是一个很"神经质"的人，非常容易被各种思绪影响。到底有多"神经质"呢？我乘坐飞机时因害怕发生事故，别说睡觉了，电影和书我都看不进去。如果放任这种恐惧心理，我就会继续设想现在可能发生的最坏事态，进行各种确认，甚至采取不必要的预防措施。

而且，世上不尽如人意的事情，若找起来真的是多如牛毛。例如，不能使用信用卡，汇款、联络不及时，明明已经拜托的东西却迟迟不发过来……如果总往坏处想，不尽如人意的事情要多少有多少，简直成了家常便饭。

假如你一件一件地确认这些事情，设想今后可能发生的最坏的情况，你就会变得犹豫不决，甚至连活着都觉得很累。

最可怕的是，当你像这样感到不安或者忙于确认事态时，时间却实实在在地一点点流逝。本来应该和家人、恋人、朋友们一起愉快度过的时间，或者独自享受自然之美的时间，或者埋头于兴趣爱好的时间，却被不愉快的心情所笼罩。

之所以察觉到这一点，跟我30多岁时的经历有很大关系：父亲和伴侣相继去世。我的伴侣每天都过得很充实，总是很开心地做每一件事情，本应是前途无量的。伴侣的去世给我带来了巨大的打击。人总有一死，时间是有限的，我切身感到这是多么理所当然。

随着年龄的增长，我不知不觉步入 40 岁，感觉到与自己已经度过的时间相比，人生所剩的时间越来越少。这种感受变得愈加强烈起来。

但是，尽管时间如此有限且宝贵，失去了心灵依靠的我"在意"的事情反而变多了。而且，我也开始在外面独立执业了。每天都会发生一些小状况，搞得我精神疲惫。我突然意识到，为了享受人生，我们必须学会屏蔽"在意"。

那么"在意"是什么呢？因为不是医学用语，所以也没有特别的定义。但那样的话，话题便无法展开，因此我想在此给"在意"下个定义。

简明地说，"在意"是指"无论做什么，脑子里都会浮现出某种挥之不去的想法，从而带来压力的状态"。

明明是在做快乐的事情却有所"在意";明明想转换心情却有所"在意";明明清楚即便在意也无济于事,却还是"在意"。我认为人生中最重要的是"如何快乐地度过属于自己的有限的时间",所以"在意"也可以说是人生最大的敌人吧。

·如何屏蔽掉"在意"

如果我们想要屏蔽"在意",可能会发现做起来远比我们想象的要难。原因之一是"在意"之中包含着各种各样的事情。为了消灭敌人,首先必须了解对方,并对其进行分析。如果不能做到这一点,就理不清到底该做什么。

怎么将"在意"分类才好呢?我认为从所在意的对象的"规模大小"着眼就很好。因为小事可以直接应付,有些大事却无能为力,而根据事情规模的不同,我们力所能及的范围也会发生变化。

·日常的"在意"

是指明明清楚不必在意、可以忘记，却依然在脑海中回荡的事情。比如，穿错了本来打算穿的衣服，落下了用不到的东西，在打扫卫生过程中开始在意地板的缝隙等细微之处，而导致打扫迟迟不能完成等一些确实无伤大雅的事情。日常的"在意"指的就是这种可以直接"小事化了"的琐碎的事情。

·一般的"在意"

是指在日常生活中可能发生的、必须处理的事情。这可能算是一般意义上的"在意"。比如，"是否能赶上工作的截止日期""是否能如期收到汇款""是否能完成今天的课题"等日常问题。

·当下无能为力的"在意"

是指问题过大，或者无从下手之事。比如，对不可改变的过往的后悔，对还没有到来的未来的不安，对社会蛮横无理的"在意"，以及自己无法处理的其他人的问题。

接下来，我们来看一下各种"在意"的应对方法。

·小事

小事往往会在"头脑空闲的时候"跳出来，而在思考问题，或有事可做的时候便不见踪影。因为是小事，所以一旦有重要的事情便会被自动屏蔽。

但是，可不能小看它。换言之，在你发呆的时候，它随时都会跳出来，让你备受煎熬。所以，最好"不要让头脑闲下来"。

话虽如此，但也没有必要一味地思考。可以散散步、洗个澡、深呼吸、做做伸展运动，或者专心致志地做家务或工作。专注于一些不会太过劳累的活动，通过这些活动赶走那些琐碎的思绪。

· 日常的"在意"

简单来说，日常"在意"的应对方法就是"处理问题"。有时候主动出击也是一种屏蔽方法，如果问题得到解决，当然就不会再在意了。但是，有一点很重要，这样的问题层出不穷，而且有些问题是一时解决不了的。即使采取了对策，因为来不及处理，到头来也还是会烦心。

那么，我要推荐给大家一种方法，即"给自己布置家庭作业法"。先定好一天应该做的作业，作业完成后便将其删除。

具体来说是这样的：梳理现在必须处理的问题，并制订日程。然后，决定一天必须完成的量。决定"这一天要做这些事"，并记在日程表上。

这样，你就制作了自己每天的待办清单（家庭作业）。当天，看着那个清单，一件一件地去完成，完成后将其从待办清单中删除。当一天结束时所有的事情都完成了，你就可以从当天的繁杂思绪中解放出来。

这个时候有两点需要注意。一是"即使中途想到了什么，也尽量不要添加到当天的清单上"。当然，非常紧急、必须处理的问题另当别论。如果一想到什么就把它加到当天的清单上，无论做多少事情，都不是在做减法了，你"在意"的事情就不会减少。

另一点是待办清单要在当天早上确认。如果从前一天晚上就开始做确认，会产生诸如"这个我能做好吗"之类的担忧。但是，因为前一天晚上什么都做不了，到头来只是烦恼被带到第二天清晨。

· **重大问题**

当你担心重大问题的时候，可能是积累了一些其他方面的压力。就业和结婚这些本来就很重大的问题，是不能轻易改变的。而当"在意"的对象是别人或社会时，你也是无能为力的。

反过来说，我们原本就不应该在意这些事的呀。为什么会"在意"呢？其实，背后隐藏着的是你自身的问题。

简单的原因有睡眠不足、饮食不足、忙碌等身体上的疲劳。此外，还有人际关系、自己所处环境的压力等。找到并处理这些自身的问题是很重要的。

这里就"在意"的看法进行大致总结，可以说是总论。接下来，我将对各种各样的"在意"给出更详细的建议，帮大家修炼屏蔽力。

目　录

第 **1** 章　屏蔽力是一个人顶级的能力

第 **2** 章 ｜ 屏蔽力：思维方式篇

第**3**章 | 屏蔽力：让心情轻松的人生秘诀

7

第**5**章 | 致想让自己有所改变的你

第 **1** 章

屏蔽力是一个人
顶级的能力

面对同一件事，
有人『具有屏蔽力』，
有人『没有屏蔽力』。
也就是说，即便身处同样的环境，
屏蔽力不同的人，
感受到的幸福也会不同。

第 **1** 章

屏蔽力是一个人顶级的能力

懂得屏蔽的和不懂屏蔽的人之间有着巨大的差异，在于将生活的视角放在哪里。"生活的视角放在哪里"会不知不觉地让人形成一种习惯。生活的视角主要有 3 个：

过去。

现在。

未来。

当然，每个人都是看着未来、过去、现在而生活的。只是，人们的重点有所不同，具体来说，就是不同的人，对哪一部分的思考消耗的时间不同。

凡事都担心、不懂屏蔽的人，主要是在看未来。说到看未来，听起来像是好事，但这类人大部分是在考虑"可能会发生的坏事"，所以会陷入无穷无尽的不安中。

另外，也有只看过去的人，就是总在后悔的人。"明明能做得更 ×× 的"，"做得更 ×× 一点就好了"。

这两类人活得绝对不轻松。

那么，"具有屏蔽力的人"看的是哪里呢？是"现在"。他们只会在意当下的问题并进行应对。如果当下没有问题，就不会在意任何事情，而是充分享受现在的时光。

散步时，便享受温暖的阳光、鸟儿的鸣叫、拂面的清风；和朋友一起吃饭时，便沉浸于菜肴的美味和愉快的交谈中。这是能把当下的时间和空间剪辑出来进行品味的人，也可以说是一个能乐享当下的人。

也就是说，即使是在同一环境下度过的人生，因为当事人专注点不同，时间的质量，也就是幸福度会截然不同。

我们假设有这样一个人，一名30多岁的男性，是公司的正式员工，业务很熟练。虽然还没有结婚，但是有一个交往了2年的恋人。

如果他是一个关注未来的人，他可能会这样想：

"现在的工作，我做得还行吗？下一个项目一点儿也不适合我，不会轮到我头上吧。虽然公司现在经营状况不错，但毕竟是夕阳产业，整个行业消失了怎么办？我觉得现在结婚还有点儿早，但女朋友是怎么想的呢？如果商量时吵起来就不好了。啊，话说今天是发工资的日子，工资有没有到账呢？……"

如果他是一个关注过去的人，他可能会这样想：

"选这个公司是对的吗？虽然干得凑合，但并不开心。入职时还纠结要不要选另一家公司呢。现在的女朋友真的好吗？之前也有人给介绍相亲对象，虽然被我推掉了，但或许该答应去见一见的吧……"

那么，关注现在的人是怎样想的呢？

"现在并没有什么问题。"

一句话就结束了。

是啊，现在这个时间点没有任何问题。正因屏蔽掉了对未来的担心和对过去的遗憾，才能把能量用到别处，才能感受到幸福。

你的关注点又在哪里呢？

练习专注于当下。

怎样才能把焦点放在"现在"呢？虽然我们会下意识地想改变思维方式，但在这之前，我建议你采用"行动起来"这一方法。

仔细想想，当你"在意"时，往往身体并没有在做任何事情。"在意"往往在稍微有点空闲的时候，或者无意识／发呆的时候跳出来。用我的话来说，就是"头脑闲下来"的状态。闲下来的大脑会去寻找令人不安和担心的事情。如此一来，即使在等待在意之事平息的过程中，在意之事也会无穷无尽地涌上心头。所以，无论何时都不能投入到其他事情中。

把"在意之事"屏蔽掉，先行动起来吧。为了便于理解，下面我举几个具体的例子。

事例 **1**

尽管是休息日，但还是会不自主地想起工作中与一个"有个性"的客户发生的事情。

不会屏蔽的人

客户的事情一直萦绕在脑海里挥之不去，心情烦闷，做什么都提不起兴致。待在家里，在无所事事、郁郁寡欢中，一天就这样结束了。睡觉前仍旧无法释怀，难以入睡。

会屏蔽的人

特别是在休息期间，即使脑子里装满了事情，也不能解决什么问题。天气这么好，干脆停止思考。可以去趟附近的购物中心，买各种各样的生活必需品，或者去书店、在咖啡店喝杯咖啡，这样不知不觉，心情就会放松下来，度过充实的一天。

事例 2

和住在老家的母亲关系不好，她最近经常打来电话托我办事。今天母亲跟我说，"有客人要来，可能会拜托你去接送"，因此我很在意手机什么时候会响。

不会屏蔽的人

把手机放在身边，时刻留意着，以便能立马接起电话。

会屏蔽的人

如果没注意到，那也没办法。把手机收起来，做自己本来要做的事情。

事例 3

最近我因为一点小事，给社交网络上的朋友发了一条信息，但感觉他近来变得不爱回消息了。我在等他的回复。

不会屏蔽的人

会不自觉地去翻看消息列表，始终静不下来。他为什么最近都不回我的消息了呢？他最近是不是变冷淡了？我是不是干了什么错事？……就这样不自觉地考虑一些不着边际的事情。

会屏蔽的人

反正不会马上收到回复，于是动身去健身房锻炼。回来后查看手机，发现已经收到了回复。

大概就是这样的感觉。那么，看了这些案例，你有没有察觉到什么呢？

答案是：时间的使用方法。不会屏蔽的人，因为不想用行动来转换"在意"的心情，所以"因为在意而无法平静，稀里糊涂地打发着时间"。这种不能集中精力做某件事的状态会进一步创造出"头脑空闲的状态"，因而越发"在意"，也就是说，会再次制造出"在意"的状态。

这些压力是因为你不会屏蔽才存在的。

问题太多？
有时是你在自寻烦恼，
所以才要学会屏蔽。

可以说，当你有所在意的时候，你的大脑是处于一种恐慌状态的，陷入"对什么都很担心，怎么办才好"的状态。但是大部分情况下，问题并不会接二连三地发生。

此时冷静下来，对"在意之事"进行整理是很重要的。想象一下，从装满了在意的事情的收纳箱里，不断地摒弃掉东西。或者，把存放"在意之事"的收纳箱缩放到很小，一开始就做好屏蔽，让盒子只能装下有意义的事。

具体来说，方法如下：

① 把当前脑海中"在意之事"全部写下来

当我因某事而苦恼时，我会写下来。写下来能够帮我整理问题要点，让我毫无遗漏地进行回忆。另外，通过书写这一行动，也会产生"不用一直思考那件事"的效果。

首先，请把占据头脑的"在意之事"按照想起的顺序一件一件地列出来。这一步做完，我们就进入下一步吧！

② 屏蔽掉你无能为力的事情

现在我们要对写出来的事情进行分类。那些让你在意的事情之中有一些是无可奈何的，也有一些是当下无能为力的。

干脆把这类事情屏蔽掉吧。我想，光是这个过程，都会令心情变得舒畅起来。

③ 其余的"在意之事"按照优先度从高到低排序

接下来，把"在意之事"按照优先度从高到低排序。梳理优先度时，你可能会发现"啊，虽然我很在意这件事，但与××相比也没什么大不了的"。所谓冷静下来，正是如此。

④ 思考该如何应对

终于来到这一步，让我们看着筛选过的"在意之事"清单，思考该采取什么对策。这时候不用再考虑什么优先度了，从你能想到对策的事情开始解决就好。解决问题要"连根拔起"。假如冷静下来审视一番，也许有些事情会立马得到解决。

⑤ 把已采取对策的事情从清单中删除

已采取对策的事情也不再需要浪费精力，屏蔽掉吧。

重复③~⑤，在意之事会不断减少。这实在是太爽了。

熟练后，即使不逐一写下来，也能在脑中完成这项工作。

如此一来，你就成了屏蔽管理大师。

无论你在意还是不在意，
活着的时间是一样的。
不要自寻烦恼！

Tomy's
Advice

当你脑海中有所"在意"时，就会一直思考这件事，然后变得不安起来。即便面对满眼美景，即便和心爱的人共享美食，即便和朋友在主题公园嬉闹，思绪还是会转向脑中的那件事。

属于自己的最宝贵的时间何其有限，却一直被"在意"支配着。这是多么令人惋惜、懊恼的事啊。

前文已讲过针对"在意"的实际屏蔽方法，但其实有比这更加重要的事情——不要徒增"在意"。你可以抱着"绝不徒增在意"的坚定心态全力面对。

具体来说，"在意"在成形之前其实是有预兆的，大概是"好像哪儿不对，是什么呢？啊，原来是这事儿"的感觉。

在感觉到"好像哪儿不对"的阶段，请尝试铆足劲儿全神贯注地去想其他的事情。没关系的，如果那真是件重要的事情，你理应更清晰地记起来的。

人生苦短，看透这一点就能远离消耗源。

人们之所以万事都往心里去，可能是因为没有真切地感受到人生的长度。上年纪后，人会变得不再因琐事而忧心。为什么呢？是因为明白了人生原来出乎意料的短暂，意识到时间已所剩无几。

年轻时，总是担心这、担心那，是觉得未来的日子还很长，以为变老和死亡都是遥远得不可想象的未来的事情。

这里，我要浅谈一下"主观时间"。实际上，时间的流逝方式是大不相同的。我们所感知到的一天的长度并不总是相同的。

通常，年纪越大，就越会觉得时间的流逝急速加快，而且比你想象的要快得多。例如，对于3岁孩子，1年是他现有人生的1/3。而对于20岁的人来说，1年是人生的1/20；对于40岁的人来说，1年是人生的1/40。

单纯从计算上给人的感受是，40岁的1年是在以3岁时的约13倍、以20岁时的2倍的速度流逝。

如果时间流逝如此匆匆，我想我们应该远离消耗源，只在意那些真正重要的事物。难道你不这么认为吗？

『不必在意』，
屏蔽力会让我们活得
更加轻松自在。

Tomy's
Advice

这里我想要告诉大家的是，要把"在意"转化成"不必在意"。有时我们甚至会在意事事在意的自己，从而把自己逼到"不能再这样下去了""必须做出改变"的境地。双重在意的状态，只会让内耗加剧，最终把自己禁锢起来。

"在意"的人容易产生"我必须这样做"的想法，因此就有了更多"在意"的事情。也许对他们而言，很难形成"做自己就好"的观念。

绝对不是你想的那样。做原本的自己即可，至于世人的建议，"有选择地屏蔽"即可。首先在肯定自己的基础上，尝试着做认为适合自己的那部分，若不适合就叫停。

学会屏蔽，也可以理解成"试着灵活一点"。

首先要从接纳自己做起。

有所在意的可不止你一个人，
谁都有在意的事儿。

Tomy's
Advice

越是不会屏蔽的人，越容易徒增"在意"。当你在意某件事，就会继续思考"只有我在意这件事吗"，然后就一步步陷入负面情绪的旋涡中。

但是，请放宽心，谁都有在意的事儿，因有所在意而苦恼的可不止你一个人。只是每个人在意的点各不相同，而且大家都会为了不过度陷入在意的状态中做各种各样的尝试。此外，有很多人，即便内心"在意"也不形于色。只是乍看之下似乎"只有我一个人在意吧"而已。

若是把"在意"这种情绪表露出来，情绪反而会更加强烈。明明无意去想，却因为控制不住而心生在意。"在意"的情绪一旦表露出来，即使极不情愿也无法屏蔽，会不自觉地意识到它的存在。

这时，哪怕只是劝自己一句，"并不是只有我一个人有所在意"，至少也能让自己从负面情绪的旋涡中稍微获得一些解脱。

屏蔽掉该屏蔽的，
用『计划』去应对无须屏蔽的。

Tomy's
Advice

虽然"在意"让人苦恼，但并不是凡事都可以不去在意。人生总有些事是应该深思的，所以我们才会"在意"。只是，问题在于那些过度"在意"的情形。

为什么总把注意力放在没用的事情上呢？是因为那些人总是心怀"不安"，那是被称作"失败"的不安。担心明明好好准备了，却失败；因为没有做好万全的准备，最终失败；或者，虽然碰巧成功了，但倘若不是偶然注意到会导致错误的原因，可能就失败了；如果失败了会怎样呢；等等。

这种强烈害怕"失败"的心理与"在意"息息相关。即使那些会导致失败的形形色色的诱因都不存在，也会不由自主地去寻找：有没有遗漏细枝末节呢？这样就可以了吗？重要的是知道该屏蔽哪些事情，只把那些无论如何也应该在意的事情抓在手里，然后采取恰当的应对措施。

怎样应对才算"恰当"呢？关键就在于"计划"。对于那些无论如何也应该在意的事情，通过认真制订并实施计划，创造出不必在意的状态即可。

具体来说，请想象一下考试这个场景。考试的时候，大家都是先踏踏实实地答题，然后重新检查有没有错误。但是，最多检查一到两遍，应该没有多少人会检查五六遍吧。

因为根据经验来说，那些检查两三遍都没能发现的错误，即便再检查第五六遍也很难被发现（所剩时间不够的情况另当别论），所以才不用过于在意。

如果是可以中途退场的考试，也会有检查完就中途退场的考生。可以说，正是因为他已经按照计划顺利完成了考试，也进行了检查，所以不会再去担心原本应该在意的事情了。

请把这个场景代入日常生活中，以"计划"为武器，划定一条"做到这样就足够了"的目标线，并基于此采取行动。正面出击也很重要呢。

第 **2** 章

屏蔽力：
思维方式篇

没有人会记得
说出口的每一句话。

Tomy's
Advice

第 2 章

"我要是没说那种话该多好呀"，因此耿耿于怀的大有人在。其实大部分的对话一般很快会被遗忘，我们只会依稀记得其中的内容。很多对话，就连你自己也几乎想不起来对方说过什么。

"说错话"大部分是杞人忧天。

但是确实也有人说"忘不了那句话""那一句话无论如何我都不能原谅"。只是，那种情况发生的概率是微乎其微的。难道不是吗？我们说了数不清的话，那只是其中的一句而已。进一步说，重要的是，问题不在于"语言"，而在于我们和那个人的关系。即使是同一句话，从关系好的人嘴里说出来，我们可以一笑了之，从关系不好的人嘴里说出来却感到不可原谅。这样的事很常见。

假如一位值得尊敬的上司对你说："你的做法是错误的。"你会想要认真听他讲吧。但是一位意见多变、随心所欲的上司对你说了同样的话，是不是觉得不可容忍？

所以，假如你们之间的关系够好，就不会因为一句话不慎而闹得不愉快。

另外，"最后那句话会留下更深的印象"，记住这一点有益无害。要记住，无论怎样都可以抹掉重来。也就是说，你在意而对方不在意的情况时有发生，并且不管怎样都是可以挽回的。

即便如此，如果你还是想不开，可以有意识地这样做：如果对方没有反馈，等待，放一边，不追问。最不明智的做法是，在对方有所反应之前，你还想多说几句，想方设法去跟进。

这会让你的情绪进一步恶化，甚至真的会让你们之间产生不愉快。让我们通过具体的例子思考一下吧。

因为一个小小的请求给对方发了消息，结果没有收到回复。

首先，有的人容易这样想：

"是不是因为我求他办事，所以他生气了？"

大多数情况下这种想法是错误的。因为如果那个请求是对方不能应许的事情，对方一般都会直接拒绝吧。也许对方正身处不能马上回复的状况，也许正在考虑该怎么办，也许只是单纯地忘记回复了。至少，"因为讨厌你而无视你"的可能性很小吧。

但是，在一些人的头脑中，这种可能性很小的事情被不断放大，即使他们意识到可能性很小。

最终忍不住连续发消息、打电话，想要跟进。但是你越是这样做，你所担心的"令对方不愉快"的可能性反而越大。

之所以失控，是因为比起"不要让对方觉得不舒服"，你更优先考虑的是"缓和自己的不安"。

此时对你来说，最重要的是"等待"。耐心等待是最好的选择。虽然"等待"一开始会很辛苦，但是你会渐渐习惯起来，不久就觉得"啊，算了"。

虽然这不是在谈恋爱，但若是穷追不舍，任谁都会逃跑。正因如此，才不要追问。这很重要。

『我被讨厌了？』

这大都是臆想，

而且他人的喜恶

本身就无关紧要。

有自己在乎的人就好。

Tomy's
Advice

第 2 章

屏蔽力：思维方式篇

明明什么都没发生，有些人却"在意"别人是不是觉得自己很糟糕。比如，这些人只是听说有自己不知道的酒会，就会想"我被讨厌了吗"。大多数情况下，这都是臆想。

但问题是，我们很难去证明这是臆想。

即便你问出口，也不会有人明说"我很讨厌你"，而且即便对方回答"哪有的事儿"，你也不会就此安心。一般不会有人故意说"我讨厌你"。在不知不觉间你的担心会变得愈发强烈。

解决这个问题最好的方法是：结交一个好朋友。

如果有一个谈得来的朋友，即使和其他人都相处得不好，你也会变得不那么在意。你拿不准讨厌你的那些人，是否原本都是无所谓的存在，比起和这些人一起吃饭喝酒，倒不如和关系要好的朋友一起喝茶更舒服。

另外，如果有一个关系要好的朋友，这个人就会成为一个窗口，让你更容易结交其他朋友，人以类聚。这样一来，你被邀请的频率也会增加。

也就是说，重要的不是和很多人一起行动，而是和"相处起来舒服的人"一起度过。即使勉强和很多人一起行动，那也终是"勉强"。这种情绪会传递给你身边的人，以后他们就更加不会邀请你了，于是你又焦躁起来。这样就陷入了恶性循环。

与其在意是否被邀请，不如把大致目标定为"找到一个自己想主动邀请的人"。我认为，同那些你想要主动邀请的人交流下去就可以了。大部分感到被孤立的人，不会想着先找出一个谈得来的人，而是想着"我必须加入大家的圈子"，如此一来便把难度提升了。

与其在意是否被排挤，不如给自己创造一个"即使被排挤也不在意"的环境。

太过在意对方对自己的看法，
反而会让对方反感。

Tomy's
Advice

当你在意对方的想法时，首先要试着设身处地地体会对方的心情。但是，在意的人有一个"把不了解的事情设想得更糟糕"的坏习惯。所以，换位思考也是有诀窍的。

话不多说，大家可以通过案例思考一下。

比如，因为担心在上司面前接客户电话，会被上司觉得"他这样不行啊"，所以不接电话。

首先，假如你是上司，思考一下，下属接了这通电话是否会让你觉得他这样不行。留给上司最差的印象，难道不是不接客户电话这个行为吗？

最恰当的做法是"即使不擅长也要鼓起勇气接电话"。如果不擅长跟客户电话沟通，可以写好固定格式的范文照着念，或者向上司询问"这样应对有问题吗"，让上司看到自己的积极性。这样的做法也是可取的。

那样，上司应该也会给予好评："尽管不擅长，但是很努力。"

"因为在意上司的看法而不接电话"，是最低级的处理方式。

我想表达的是，人是以自己的感情和感觉来采取行动的，所以难以做到换位思考。这种情况下，如果能意识到对方的心情，有些事情也会变得明朗起来。

你会担心被当成麻烦

而不能拜托别人吗？

Tomy's
Advice

038

有的人在有所求时难以启齿。其实真正的问题不是请求本身，而在于"关系"。

也就是说，你找对方帮忙，不会导致你们关系破裂，如果你们之间是让人安心的关系，应该就没有问题。只是什么程度的关系才算让人"安心"呢？这个界限因人而异。

因此，解决的方法就是：

·降低自己的安心标准线

这很重要！

拜托更令你安心的人也是对策之一。例如，那些关系更好的人，交往时间更久的人，平时很多事情都给你出主意的人，等等。

另外，"让自己习惯拜托别人"也是一种有效的方法。这是一种通过拜托别人，让自己意识到"这也没什么大不了"，从而安心下来的方法。

再进行举一反三。

· 先倾听对方的所求

这种方法也是可取的。如果平时多倾听对方的请求，那么对方也会难以拒绝你的请求，这样一来当你拜托他的时候也会变得容易开口。

他人对你外貌的看法
一点也不重要，
他们可能只是随口一说。

有的人会在意别人对自己外表指指点点，所以非常不想和人碰面，嫌麻烦。

其实大部分人并不在意你的外表。就算他们真的在意，也不会在意你的容貌和穿搭是否时尚，而是看重干净整洁和举止礼节。

当然也有一些在意他人外表的人，这种人比较少见。他们会确认别人的穿着打扮，说出"我可不想和打扮成这样的人走在一起"之类的话。对这类人不予理睬即可，因为他们是不讲礼貌且以自我为中心的人。

也有一些人会把外表作为闲聊的话题。在这种情况下，他们会漫不经心地提到你的外表，但这顶多就像说了一句"今天天气真好啊"。如果你对此感到不舒服，可以笑着柔和地说一句"不要谈论外表吧"，事情就过去了。

你也可以尝试着反过来思考一下：我是否在意"对方的外表"呢？假如不是参加万圣节派对，你可能都不会在意别人的外表，而且是不是已经几乎不记得上一次你在意他人外表是什么时候了。别人也差不多是如此情形。

你很在意犯了错误？

NO！NO！

如果犯了错误，

不要在意，

而要弥补。

有些人会在造成重大失败时，因在意"周围人会怎么看自己"而动弹不得。但是，当造成重大失败的时候，首先应该做的是"弥补"，而绝不应该先去"在意周围人怎么看"。

在这里，我想对"在意"会造成的困境进行说明。

这是怎么回事呢？就是"越在意，越会陷入更加在意的状态"。

例如下面这种情况：

·造成重大失败→在意别人怎么看待这次失败→对自己的评价降低→愈发在意别人怎么看待自己

要说为什么会发生这样的事情，是因为"在意别人怎么看"是自己的事情，如果一个人的行为都只考虑自己，应该不会被人看好吧。

犯错后首先要考虑工作状况，还要对同事表示关怀、向上司赔罪等，理应考虑有没有给大家添麻烦。如果以这种态度努力采取行动，周围人对你的评价反而会提高，而且会扭转你过分在意周围人看法的心态。

如果把"在意"的情绪放在首位采取行动，事态会进一步恶化。这就是"在意"造成的困境。所以犯错误后请屏蔽"在意"的心情，先试着竭尽全力去弥补吧。

如果在意就马上问清楚呀。

越犹豫，

便越发难开口了。

"在意"的人最容易陷入的状态是：明明可以问，却因为害怕扰乱现场气氛、害怕被讨厌而开不了口。

这样的人会想："现在时机不太对，以后看准时机再说吧。"但是，越往后越难开口。

说话的最佳时机是在你想到这些话的时候。即使以后想再问时，也得加上一句"关于之前的那件事"，但现在对方对此事的印象可能变得模糊了。

于是，即使你指出什么，对方也会想"有那么回事儿吗""确实有那么件事，但是没必要那么在意啊"，这样的沟通没有什么效果。如此一来，自己就会产生"明明已经很努力地去传达了，结果却不尽如人意"的想法。

然后你就更加难以开口了。心头又多了另外一件在意之事："等什么时候再问吧。"

没有任何事情是可以推迟的。如果在意就马上问清楚。这是最轻松的化解方法。担心万一惹对方不高兴怎么办？以后还有很多可以弥补的机会。如果只是因为表达了自己的看法，你们的关系就变差了，跟这样的人本来也不可能愉快地相处下去。

如何屏蔽他人令人不快的言辞？
具体人具体应对。

第 2 章

屏蔽力：思维方式篇

有时候一些人的言辞让人困扰，偏偏自己不善应付，比如有些人总是絮絮叨叨一些让人不开心的话。虽说最好的方法是不与那样的人来往，但是这对自己人可能行不通。即便如此，也有办法做到尽量屏蔽。

那就是"错开时间"。

错开生活时间，比如睡觉时间、起床时间、吃饭的时间、上班和购物的时间等。即便只是尽可能地这样做，结果也会大不相同。

再者，对"对方说的那些会令你在意的言辞"不做回应也很重要，就当作什么都没听见。其实这种人在说一些话时通常像在自言自语，如同这种感觉：

"姿势不太好看呢。""说话声音太尖了，很刺耳。"

听到这些话，尽管自己没什么过错，在意的人会下意识地道歉说："啊，对不起。"这样一来，对方可能就会更加得意忘形，误以为自己站在更有理的立场。

这种时候，既然对方语气听起来像在自言自语，那么我们不如将计就计。也就是说，不做任何回应。

只在对方想要得到回答的时候做出回应即可。虽然这样做有被讨厌的可能性，但被那样的人讨厌反而不是什么坏事。

在新的工作岗位

显得笨手笨脚是很正常的！

刚跳槽的那段时间可是

『奖励时间』呢。

第 2 章

屏蔽力:思维方式篇

有些人在新的工作单位会担心:"我没做什么奇怪的事情吧。"

那是因为你还没有熟悉起来,犯错难道不是很正常吗?比起"在意",更重要的是"尽快适应新工作"。此情此景也会触发"在意"的困境。

光是适应新工作就已经很忙碌了。明明不应有余暇去在意别人怎么看待自己,却还是很在意。为什么会变成这样呢?难道不是因为不知道怎样才能适应新工作吗?

例如,在公司没有培训制度的情况下,知道自己必须要做点什么,却不知道具体该怎么做。

要化解这种困境,只有"不停地问"。换个方式来说,刚入职的时候可以说是绝佳的"奖励时间"(bonus time),此时请教问题是理所当然的,积极地请教问题会被认为有干劲。没有人会错过这个机会。

话虽如此,反复请教同样的问题是很失礼的,所以要认真做笔记,要让对方清楚地看到你积极的学习态度。

偶尔也会有不认可请教问题这一行为的职场环境。但那种环境是反常的,这时候你可以考虑换个环境。

同窗间的攀比让人烦恼，
不同人生阶段间的比较
毫无意义，
你有自己的赛场。

因为害怕攀比而不去同学聚会的大有人在。但是，朋友并没有过你的人生，你也不能去过朋友的人生。双方的赛场本来就不一样，即使在意也无济于事。

曾经同窗过的彼此，却各自走上了不同的道路。难道不是正因如此保持联系才有意义吗？人生阶段不同并不是问题所在，不同才更值得珍惜。

难得和环境不同的朋友久违地聊天，何不把如今自己好的坏的都说出来，听听大家的意见呢？正因为所处赛场不同，反而能看清一些问题。

另外，即便是那些乍一看让你觉得很羡慕的朋友，也会有他人不明白的烦恼。

朋友既不是你担心的对象，也不是要碾压的对象。朋友是和你一起度过快乐时光的人，这才是朋友的意义所在。严格来说，如果不是这样的人，就不能称作朋友。

你只要和那些能够自在相处的人会面就好了。

如何屏蔽那些
无法保持距离的人？
其实也有应对之法。

第 **2** 章
屏蔽力：思维方式篇

我经常接到这样的咨询，"在意"的对象是家人或是职场的上司，想保持距离却无法做到。虽然此种情况确实很难保持距离，但也有应对之法。

一说到保持距离，就会联想到物理距离，但是除此之外还有保持时间距离、心理距离的方法。我们来详细地看一下吧。

· 时间距离

简单地说，就是"减少接触时间"，距离太近换一种说法就是"交流过多"。因为对方什么都知道，所以能插嘴的地方很多。你没必要任何事情都要向对方汇报。

所以减少交流的时间，减少待在同一屋檐下的时间。如果对方回来了自己就出去，就这样设法错开。不要一起吃饭，错开睡眠时间，尽量待在自己的房间里。像这样的方法还有很多。

· 心理距离

这是指"不把对方的话当真"。简言之，屏蔽他们的话，对对方的所有言辞都不做回应。此外，也不要向对方和盘托出自己的事情，不听取对方的意见。

即使对方征求你的意见，如果你不想说就不要说。原则上是："对称心的言行做出回应，屏蔽不称心的言行。"如此反复你就会渐渐地形成适当的心理距离。

但是，这和完全无视有点区别。你可以轻描淡写地附和一句"嗯""是啊"，不要扩展话题，大概是这种感觉。

这样的话，即使不能保持物理上的距离，也能适当地保持距离感。

对方在邮件
或聊天软件中很冷淡，
是因为信息量太少。
因此而产生的不安
大部分是杞人忧天。

"在意"邮件内容和聊天对话的人出乎意料地多。其实，我也有些不善于此。

拿我来说，我总觉得聊天时以对方的信息结束不合适，结果就会继续聊下去。有时对方也是同样的心理，我们就会没完没了地互相发送一些没有什么意义的信息。

其实什么都不必多想，利落地结束才是最好的。另外，使用表情包也可以让你不用太费心思便能结束这场对话。但是很多人难以做到这一点。所以即便只是一件小事，但因为他们的在意，也会有意想不到的麻烦。

我曾思考过为什么会"在意"邮件和 LINE 呢，是因为信息很少吧。

比如和对方见面喝茶的时候，很少有人会产生"他讲话很冷淡""他不接我的话，不会是讨厌我吧"之类的想法。

这是因为和对方面对面的时候，可以获得对方的表情、动作等相关信息，所以才不会担心。可是邮件和聊天只有文字，看不到对方的样子，因此从很少的信息中过度解读了太多的内容。这种倾向在"在意"的人身上很常见。打个比方，你从缝隙里窥见耳朵和尾巴，便害怕起来，以为："这里可能有头狮子，太危险啦。"

一般情况下，是你想太多了，适当地叫停"在意"也没关系。

如果你在意有没有获得点赞，还不如把社交 App 删掉吧。

Tomy's
Advice

要明白，点赞不是必须要做的事情。有可能对方虽然觉得不错，但忘记点了，也有可能单纯只是没有看到你这次上传的内容。

而且点赞的使用方法也是因人而异的。也就是说，点不点赞并不意味着对方喜欢你或者不喜欢你。有这种情绪就不适合用社交 App。老实说，我的意见是：社交 App 又不是必须要用的工具，如果不开心就可以不用。

既然你没有那么大的勇气，那就先尝试一下限制。例如一天刷一次，每次不超过 15 分钟。距离太近也是无法屏蔽负面情绪的原因。

和社交平台粉丝的距离是其中一方面，但也有可能是社交平台本身和你的距离太近了。那么就远离社交平台，不用也就不会在意别人的点赞。

因为伴侣不配合做家务
而焦躁不安？
当自己在做什么的时候，
不妨拜托他做些什么。

家务是每日的必修课，如果伴侣不配合便会很烦躁，很在意吧。应对压力的方法原则上是"屏蔽"，但毕竟是自己的家，对方又是伴侣，所以处理起来可能不会那么容易。

这种情况下基本思路是采用"用最少的劳力，消除最大的压力"的方法。例如，当自己在做什么的时候，对对方说："请弄一下这个。"对于那些不安排就不会主动干活的人，这个方法是有效的。

要想把那些不安排就不会主动干活的人改变成"自己主动行动的人"，不但费工夫，而且失败的可能性很大。既然如此，把现在需要对方做的事情简洁地讲出来就好了。

如果这样对方还是不想做，我推荐温和地罢工。因为家务必须有人做，如果对方不做，自己就得做。这样解决不了任何问题，所以当对方不作为时自己只做"最低限度的家务"。

如果被抱怨，就试着说"那就一起干吧"。

在意后辈比自己优秀？

其实坦率地接受

其过人之处便可。

Tomy's
Advice

当你因为自己的部下和后辈很优秀而心生嫉妒的时候，其实理当坦率地承认对方的优点。嫉妒是因为对方的优点得到了认可。其实，你只需考虑这一点就释然了。

为什么会在意呢？是因为你在考虑"自己何去何从"这类事情。问题不是部下和后辈的存在，而是你的自私。如果将注意力从那上面转移开来，应该会变得轻松一些。例如想一想，"自己在公司能起到哪些作用呢？"试着坦率地夸赞一句，"虽是后辈，但很优秀呢，真牛！"想一想自己可以学习借鉴后辈的哪些优点。

不要考虑自己，而是要考虑对方。我认为这样能够减轻嫉妒。不仅如此，如果抛开立场，坦率地吸纳别人的优点，最终你的技能和评价也会提高。

第 **3** 章

屏蔽力：让心情
轻松的人生秘诀

不在意他人看法，
才能悠闲地享受生活。

Tomy's
Advice

第 3 章

屏蔽力：让心情轻松的人生秘诀

在这一章稍微改变一下视角，试着思考一下"怎样才能让自己心情变轻松"的方法。屏蔽力很强的人，换言之也是掌握了"让心情变轻松"的技巧的人。

大家听到"闲暇"会产生怎样的联想呢？我认为对"闲暇"的印象可以分为两种。

一种是"闲暇是好事"派，另一种是"闲暇是坏事"派。我觉得哪一方都有自己的主张。如果把闲暇看作从容和轻松则是好事，若是觉得因不被需要而闲着，闲暇就变成了坏事。

要说哪一方活得辛苦，我认为当然是"闲暇是坏事"派。因为他们把"自己是否被需要"作为判断好坏的标准，但是否被需要不是自己能决定的。

这是由上司，或是组织，或是社会决定的。让由别人决定的事情占据自己思想的主流，导致了这种情况。也就是说，正是没有自我核心价值观，才导致"闲暇＝坏事"的心态。

要想把闲暇理解为好事，理直气壮地享受闲暇，就要建立自我核心价值观。但是形成自己的核心价值观并非易事。

顺便说一下，我是"闲暇是好事"派，属于无论到哪里也能耐得住闲的类型。即使别人对此瞠目结舌，我也可以满不在乎地享受悠闲的生活。

但是，即便是我这样的人，快迈入 40 岁的时候，我的想法却发生了变化。那段时间，我的生活环境接连发生了变化，使我陷入相当忙碌的状态。我当时觉得自己可能会崩溃，而实际上就快要崩溃了，但总算是熬过去了。我觉得那段时间的自己转变成了"闲暇是坏事"派。现在想来，大概是因为曾想把当时的自己合理化吧。

那段时间过后，我的生活也平静下来，感觉现在已经找回了原本的自己。基于此段经历，我想要给大家的建议是：保持"稍有闲暇"。不要让自己忙得焦头烂额，也不要让自己无所事事，就是保持那种"如果想再多做一点也能做到"的状态。

若是能够做到"稍有闲暇"，便会有想尝试新事物的精力。若总是卡点勉勉强强地完成要做的事情，就会连自己想做的事情是什么都搞不清了。而且，当发生非常规的事情时，便没有余力去应对，也没有时间回顾自己的现状。

如果你是一艘船，那么需要有时间确认发动机状态和前进方向。所以，我才提倡"稍有闲暇"。

要明白大部分担心的事
都不会发生。

能快活地走好人生路的人，往往很善于割舍那些糟心事，我其实就很不擅长于此。很多人会随遇而安，但从某种意义上来说我算是完美主义者，即使我很清楚"车到山前必有路"，那些担心还是会留在脑海里。我总是做最坏的打算，想着"要是变成那样的话该怎么办"，或者把细微的变化当成坏事的前兆而陷入恐慌。真正的我其实有很严重的焦虑症。

我得出一个结论："即使对自己说不要担心也没用。"即使对自己说不要担心，但毕竟是自身的情绪，所以很难控制住。所以，我们应该在产生担心情绪后的处理方法上下功夫。

而且自己要想明白"大部分担心的事都不会发生"。最能直截了当地证实这一点的就是过去你担心的事情。请回顾一下，在自己曾经担心的事情中，有多少变成了现实呢？

大部分担心都变成现实的概率很小，因此现在你所担心的事情也基本上不会发生。更进一步说，因为你现在也努力地想办法，所以即便担心的事情发生了也会有办法的。

瞧，是不是慢慢地轻松起来了？

别人的话仅供参考。

别人会针对你发表一些言论，或是斥责，或是激励，或是安慰，或是批判。一开始，考虑到毕竟别人特意花时间来跟自己说了一些话，我曾试图认真地面对这些。

但是，我发现这样做不久后就会变得喘不过气来。因为大家所说的各不相同，想要悉数采纳本就不现实。而且，我意识到这个方针从根本上就是错误的。

错在你以为他人言论是为了你好，其实根本不是那样的。当然，人们所说的话中多少也夹杂着一些为你考虑的要素。但是，大多数情况下他们说的都是些模棱两可、心血来潮、多管闲事，甚至是为他们自身考虑的话。

是啊，对方特意为别人说的话，不一定都是好意。如果把这些话都当成好意，悉数采纳，你会变得滑稽。

能快乐过活的人，对别人的话的态度是"仅供自己参考"。按字面意思理解，就是不把别人的话当真。首先，你要领会到"还有这样的意见呢"，如果还有精力则可以思考一下"为什么会说这些呢"。

如果不能做到这一点，尤其是在别人对你说一些消极的话时，你就会猛地受到创伤而动弹不得，甚至变得苦于跟人打交道。

但是，说出口的话并不一定是对方的真实感受。即使你只说实话，周边的人也并非如此。

例如，有些人看到其他人在努力，即使觉得不会有好结果，也会为他加油鼓劲；有些人虽然内心觉得对方很厉害，但却因为嫉妒或一心想维护自己的立场而贬低对方；有些人虽然心里不是那样想的，但因为不想太惹眼，所以就顺着他人的说法。

也就是说，言语不仅仅能表达真心，也反映说话人的立场和意图。

对于别人说的话，原本就应该是自己有需要才去听的，觉得不需要，对方却还在发表言论时，听的时候稍微保持一段距离。以这样的姿态，生活会更轻松。

即使被讨厌也没关系。

Tomy's
Advice

屏蔽力：让心情轻松的人生秘诀

虽然有"人见人爱"这样的词语，但实际上这是不可能的。只是"喜欢他的人比较多"罢了。而且这些人大概也并没有"想被所有人喜欢"的想法。不仅如此，这些人也不会考虑他人是否讨厌自己。

请反过来想一想，你觉得有"想被所有人喜欢"这种想法的人有魅力可言吗？你难道不会想"不不不，这办不到，靠谱点吧"？是的，有"想被所有人喜欢"这种想法的人是不会受欢迎的。因为不管他们做什么，都会有对此感到讨厌的人跳出来。以"不想被讨厌"为行动基准的人，总是看别人的脸色行事，最终什么都做不了。

所以作为反向观点，如果想被多数人喜欢，最好抱有"被讨厌也没关系"的想法。有问候、笑容和关怀就足够了。

每个人都有自己的价值观，价值观让人光芒四射。价值观契合的人之间会产生化学反应。但是反过来说，也会有价值观与自己不一致的人，价值观不一致所以才会被讨厌。仅此而已。

但还是会有人虽知如此却不想被讨厌。至于为什么对被讨厌有抵触感，是因为被讨厌时对方会表现出攻击性的态度吧。

被敷衍地对待、被极力地反驳、不被理睬，确实令人很不舒服。但是原本就无须和这样的人产生联系。对方发出了"不要和我产生联系"的信号，就像亮起红灯一样。

要打开眼界，习惯被人讨厌。无论多么优秀的人也会被某些人讨厌。

远离对你期待很强烈的人。
自己也要把期待降到最低。

现在想来，我年轻的时候，无论是自己还是周围的人，人生中都充满了他人的期待。

我基本上算是个老实人，非常听父母和老师的话。让我学习我就学习，让我参加什么考试我就参加什么考试，说我应该成为医生我就立志成为一名医生。

在这个过程中我注意到，如果按照别人的期待前进，周围人对我的期待就会变得愈发强烈。因此，如果按照他人的期待安排人生的话，自己会变得越来越痛苦。

这样的我第一次感到无可奈何是在选择伴侣的时候。我的选择肯定不符合周围人对我的期待，这件事让我第一次觉得无可奈何，我也无法想象今后该何去何从。

我无法再向父母隐瞒结果，在20多岁时坦白了。我的选择让父母陷入混乱。但是现在想来，我认为正是因为我一直以来都是按照他人期待的那样一步步走来，从来没有反抗过，所以才导致了这样的结果。现在和父母的纷争已平息下来，虽然也能和父母一块谈起"还有过这样的事儿啊"，但当时的状况就是"硬着陆"。

第 **3** 章

屏蔽力：让心情轻松的人生秘诀

我认为从一开始就对期待保持距离是很重要的，特别是对于可以自由处理的人际关系。之所以这样说，是因为大部分压力和烦恼都来自人际关系，而且可以说人际关系的烦恼是由期待造成的。

例如，期待感很强烈的人会擅自对你抱有各种各样的期待，并将其强加给你。即使这些期待本身没有恶意，如果你辜负了他的期待，他就会抛给你诸如"真遗憾""太令人失望了""真泄气"之类的话。如果毫无防备地听到这些话，会受到相当大的打击。

如果你达到了他的期待，他会很高兴，但同时又会强加给你下一个期待。而且，迄今为止你所达到的期待都会变成"理所当然"，所以期待会越来越大。

一旦靠近这样的人，你会时刻被期待和监视。这是一场耐力大比拼。

另一方面，你也有必要把对周围人的期待降到最低。承受压力的不仅仅是被期待的一方，提出期待的一方同样需要承受压力。例如，假设你对别人提出类似"希望你能这样做""希望你变成这样子"的期待。如此一来，你也会监视对方"是否达到了期待"。这也是会额外消耗能量的。而且，期待这种东西很多时候是不知不觉的行为。即使没有一一去想，也会不知不觉地期待。为了避免这种情况，可以养成如果感受到压力就回想一下"我是不是对谁抱有期待"的习惯。

你早晚也会成长起来的。

在这个世界上，失败时便责怪自己"为什么连这样的事情都做不到"的人，会活得很辛苦。既然有所尝试，便不可能每次都得偿所愿，如果每次失败都责怪自己，就无尽无止了。

话虽如此，要把想法突然转变成"不在乎失败"也很难。完全不在意也会让人觉得你没有长进。

顺便说一下，现在的我是一个几乎没有"失败"概念的人。但是年轻的时候却并非如此。那时很寻常地思考着："这次要是失败了该怎么办？"但是，到一定年龄后，我就想明白了。

我明白了，人生会一直持续下去。不管某个事件失败还是成功，人生都会有下文。例如，即使期中考试考得不好，还会有期末考试。如果到时取得了好成绩，回过头一想上次的成绩就变得无所谓了。

也就是说，我年轻时觉得"下次考试不能失败"，年长后意识到"事情进展顺利固然令人高兴，但进展不顺利也不必闷闷不乐"。

我们只要认真去做，不断学习就好。不限于考试，万事皆如此。虽然当时没有获得满意的结果，但是来日方长，终会通向好的结果。

我认为，事情进展不顺利的时候，或者感到"这次不能失败"而紧张的时候，想一想"自己早晚也会成长起来的"，是最好不过的。现在的确没能做好，但人是一定会成长的。因为你觉得不甘心，即便这次懊恼不已，迟早会做好的。

没错，人是一定会成长的，你也会不断成长。所以即使不责备自己，以后应该也能做好。虽然成长的速度因人而异，但你不会一成不变。

是不是光是屏蔽掉责备自己的想法，就能让你活得非常轻松了呢。

如果你想预测一切，
那么会很累，
可能性也会变小。

第 **3** 章
屏蔽力：让心情轻松的人生秘诀

有一些人，必须要看清将来所有的可能性才能做出规划。如果在工作中被上司要求这样做，那确实没办法。但是生活中完全没有必要贯彻这个方针。

高瞻远瞩，乍一看是好事，但切忌做得太过。因为世上有无限的可能性和选项，而且情况是不断变化的。高瞻远瞩，看似视野变开阔了，但其实很可能会缩小视野，让你认为"一定会变成这样"。如此一来，当发生意料之外的事情时，就无法应对了。

另外，高瞻远瞩会让你在意每一件事情是否都是按照预期推进的，这就如同长期怀揣着不安和压力。

我以前也有很强的想要预测将来的倾向。换句话说，我曾想控制自己人生中发生的一切。如此一来，我总想把自己的将来全部规划好，精神却放松不下来。后来我意识到：人生经常会发生一些意料之外的事件。

等到觉察时，我已经放弃了想要预测将来的念头。虽然依旧有计划和梦想，但它们不是为了达到控制目的而规划的，只是作为乐趣和原动力而存在。

是啊，这有点像旅行。你觉得一场所有事情都已安排好、什么都已定好的旅行会是一场开心的旅行吗？你一定会只顾能不能顺利完成安排，就像在工作。

粗略地计划一下，之后便随心所欲地行动反而有新发现，应该会很开心吧。

极端地说，如同"当天挣钱当天花"这样的生活也许是最好的。日复一日，只考虑当天的事，事情发生时再作考虑。这样就刚刚好。实际上也许真有这种我行我素的人。但是，却没有人因此而过上荒唐的人生。

正论可不是正确答案。

正论和正确答案相似，其实不一样。正论是指有道理的言论，但是它对你而言也许不是正确答案。这就是两者间的不同。

如果不能区分这一点，迷惑会越来越多。当我们判断、决定某件事时，应该是按照自己的经验和价值观做出决定的。

当然，如果经验、价值观与正论一样，我们就不会纠结了。但世界并不是那么简单，正论和自己的正确答案不同的情况比比皆是。

比如，"在工作中不能公私不分"，这是一个名副其实的正论。工作上的判断应该完全按照工作上的道理来进行。如果夹带了私情，则不能做出正确的决断和采取正确的行动，所以不应该公私不分。

但在这个世界上，有的人和朋友一起工作，并且关系处理得还不错。

虽然正论主张不能公私不分，但如果是按照自己的经验和感觉判断"和这个人一起工作也会做得很好"而决定在一起工作的，那就没有问题。只要是自己负责任决定的事情便无可厚非。

正论通常是不了解你的实际情况的人提出的，他们既不了解你的情况，也不会对你负责，却在大肆宣扬正论。很多情况下，只有这些人会对你横加指责。此时，如果确信正论和正确答案是不同的，便能对决断抱有信心，毫不动摇。

其实，这个思考方法也涉及自我价值观核心的话题。

放弃也是不错的选择。

第 **3** 章

屏蔽力：让心情轻松的人生秘诀

能轻松生活的人，懂得放弃。放弃也是一种选择。我绝不认为这是逃避或妥协。所以，不需要的时候要果断放弃。

仔细想想，放弃其实就是"放手"。尽管如此，还是有很多人觉得"放弃"是贬义，而"放手"是褒义。

回想我的童年，学校的老师和补习班的老师经常说"不要放弃"。是的，"不要放弃，加油"，我们被教导着、灌输着这样的思想。这难道不奇怪吗？

不放弃也许确实很重要，但我认为无论何时何地都做到"不放弃"是行不通的。

因为谁都有状态不好的时候，也有不擅长的事情。有时放弃后全力去做其他事情或直接交给别人做，结果会更好。无论是"放弃"还是"不放弃"，都要具体情况具体分析。

所以，放弃不需要的东西是好事，因为我们要把自己有限的能量和时间用在真正重要的事情上。不管怎么说，重要的是"根据自己的判断来决定是否放弃"。

完全没有被陌生人强说"不要放弃"的道理。

能轻松生活的人，很清楚这一点。即使被人说"不要放弃"，如果这不是自己需要的，也能轻松地屏蔽这种言论。

尊重自己意志。

屏蔽力：让心情轻松的人生秘诀

随波逐流地生活，反而会增加不安和压力。为什么呢？因为在生活中经常会被境遇愚弄，丧失靠自己的力量生活的感觉。

回想过去，我从幼年到青年，都是这样生活的。那时候我没有想过"应该怎样活着"，父母或老师等等那些大人们说"你应该这样做"，我就老实照做，这样活着，而且觉得是正确的。

或许当时那样做无可厚非，毕竟那时我还不太清楚自己的意志。但是成长中我渐渐地意识到了，如果保持这样的立场，会总是生活在"是否会发生令人不安的事情"的戒备之中。"别人和过去是不可改变的"，却得看不可改变的"他人"的脸色生活。这样的生活状态肯定不轻松。

一开始最好沿着被设定的轨道生活，但中途最好换乘"汽车"。我体会到这点，是在我意识到自己不想结婚的时候。在那之前，大人们给我铺设的轨道是恋爱、结婚、育儿。当意识到自己不想结婚时，我苦恼于"接下来该怎么办"，陷入困境之中。虽然现在大家会说"活出自己""有多样的生活方式"等话语，但在当时坚持这样做的人很少。

我不得不从那时起改变做法，这样做的结果真是太好了。不是以无法改变的他人，而是以能够改变的"自己、现在、未来"为基础生活下去。思考自己想怎么做，然后让自己奔向那个方向。

没错，这又是与"自我核心"相关的话题。尊重自己的意志，生活会朝着你的目标前进，而你就可以在探索世界的过程中生活。

周遭那些无法改变的状况，终究只是环境和影响你做判断的因素，只要尊重自己的意志，便可以保证自己的生活不被周围的人侵扰。只要这样想，日子就会发生改变。原本每天总担心"最好不要发生什么讨厌的事情"，现在却想着"今天做些什么呢"，每天都情绪高涨。

顺便说一下，尊重自己的意志绝不是任性。任性是指虽知会给别人添麻烦但仍坚持自己的主张。如何活着，是自己的事情。尊重自己的意志并非要给别人添麻烦。

想怎样活就怎样活。生活，随心就好。

说『但是』前要思考一下。

Tomy's
Advice

有些人，不管说什么，都习惯以"但是"这样的转折句式开始。我觉得这是一种让生活变辛苦的行为。按照精神分析的观点，这属于"防御机制"。

人的心思是很敏感的。现实是无情的，如果原原本本地接受现实，有时心理会跟不上节奏。这时候人们就会在自己的内心对现实进行加工，这就叫作防御机制。

防御机制有很多种，从理想的方法到不成熟的方法。对于经常使用"但是"的人，否定就是防御机制。因为全盘接受他人说的话会很痛苦，所以养成了说"但是"的习惯。这样的人，不管给他什么建议，总会倾向于否定，说："但是不能那样。"而一个能轻松生活的人，如果获得一个好主意，就会想办法让其为己所用。

没有必要完全采纳别人的建议，但我们可以按照他人建议的方向，试着调整一下做法。我认为即使只是尝试去做也会产生很不一样的结果。

例如，假设得到一个"请远离不擅长应付的人"的建议。如果是觉得生活很辛苦的人会说"但是，因为是家人，所以不能分开"。

确实不能完全断绝关系的话，即使住在一起，也有错开生活时间的方法：可以不处在同一个房间里，也可以减少打电话的次数，或者不马上接电话。

总有一些可行的办法，你可以不断摸索。因为"但是"而浪费改变自己的机会，真是太可惜了。

多准备一些自己喜好的东西。

Tomy's
Advice

第 **3** 章

屏蔽力：让心情轻松的人生秘诀

在人生不同时期的感受是不一样的，有快乐的，也有痛苦的，有时候痛苦会持续很长时间。正因为如此，最好能有办法马上解救自己的内心，而且方法越多越好。即便想着"我想现在立刻从这痛苦中解放出来"，有些方法却不是立马能拿来用的。

不管是多么要好的朋友，也不是一天到晚都能随时联系上的。不管旅行对治愈自己多有效，也不是说走就能走的。所以为了轻松地活着，还是要多一些自己喜欢的东西，不管是物品、食物、兴趣还是人。有很多喜好，就等同于有很多取悦自己的方法。总之就是风险对冲吧。

我的喜好比较多。所以，我认为自己的情绪调节得还不错。那么，怎样才能增加自己的喜好呢？我觉得慢慢地、踏踏实实地去增加是最好的。

比如对食物的喜好，如果一直只吃同样的东西，偏食严重，那么喜欢的食物就完全不会增加。但是，如果一点点地尝试各种各样的食物，并记住喜欢的食物，喜欢的食物不知不觉就会多起来。

与此相同，我们要一点点地尝试各种不同的事物，然后记住自己喜欢的东西。有了喜好之后，再扩增喜好的类型，去探索更多让自己保持愉悦心情的东西。

因为不会突然出现很多自己喜欢的东西，所以每天有意识地去做新的尝试是很重要的。每个人的时间都是有限的，如果花在喜欢的东西上的时间增多，那么花在不喜欢的东西上的时间自然就会减少。而且，喜欢的东西越多，当遇上需要调节情绪的情况，可使用的方法也就越多。

即使没有钱也有能享受的东西，即使没有时间也有能享受的东西，最适合寂寞的时候、痛苦的时候、想哭的时候的东西，找到许多自己的喜好，就等同于结交了许多队友。

明天的事情明天做。

经常有人说"今日事今日毕"。这在有截止日期的商务场合和应试学习中是正确的。该做的事情是定好的，而且多做准备会更顺利。总觉得如果往后拖，事情堆积起来，会产生巨大的差异，因此很多人都抱有尽量不要往后推的想法。

我就读的学校升学率很高。学校的老师和补习班的老师一直教导我们"今天能做的事情不要拖到明天"。后来我考上了大学，成为一名医生，此时，我突然开始思考：

如果把今天能做的事情都安排在今天做，一天内可能完不成。而且，作为社会人，我今后的日子还很长。为什么要在今天把事情都做完呢？

在那之后，我的个人生活和工作在同一时间发生很大的变故，于是多出很多我不得不做的事情。并且情况不会马上好转。我必须在前路不可知的情况下继续忙碌。此时我突然意识到：

"明天的事情，可以明天做。"

如果任何事情不往后推，又会跳出其他不得不做的事情。情况越来越让人困扰，每天的生活充斥着必须要做的事情，自己简直就像一直在冲刺，人生变得毫无希望。

所以，我很重视保持自己的节奏。不管有多少要做的事情，一天只做固定数量的事情。除非有特殊情况，通常我一天只做三件事。

这样一来，无论多么艰难的时期都会有宽裕的时间，可以稍微发会儿呆、晒个太阳、散散步。因此，明天的事情明天做就好。

原则上要对所有的请求说 NO。

第 **3** 章

屏蔽力：让心情轻松的人生秘诀

有些人，受人所托时，明明不想做，却还是应许了。这实在令人不解。因为不想被对方讨厌，总觉得无法拒绝而应许对方的委托。如此一来，那个人下次还会来拜托你。

更麻烦的是，下次他会怀着"应该会应许我所托之事"的期待来拜托你。如此一来，一旦你拒绝，他愤怒的风险会增加。

如果再次让步应许的话，他以后会拜托你更多的事情。当他理所当然地把你会接受作为前提的时候，你会越来越难以拒绝。

当达到你所能忍受的极限时，你的拒绝可能会令他恼羞成怒。你应该从最初接受别人请求的那一刻起，就预见到这样的结果，所以一开始就要拒绝。这样做对双方的关系也是好事。

如果被别人拜托，不管是什么事情，不想做的话都要说NO。那样做就好。

如果对方是个正经人，从一开始就不会提出令人讨厌的请求。如果你们因此断绝了关系，这关系断了反而更好。

只是，如果你认为"我想帮助这个人"，那就另当别论了。如果你自己有这个想法的话，那就不算请求。

不欺骗自己的心情。

屏蔽力：让心情轻松的人生秘诀

能轻松生活的人不会对自己撒谎。他们先会听听自己的心声，然后用不否定内心的方法来处理事情。只是这做起来出乎意料地难。

之所以这样说，是因为人的内心有一个习惯，即，可以轻易地把一些情形合理化。比如，在你实际上不想做却还是应许了对方的时候。如果承认"不想做"，内心会接受不了，所以你会把自己的情绪微妙地偷换成"我其实想做""并不是不想做""我应该做的"，等等。

但是这样下去总有一天会"爆雷"。如果不老老实实地承认不想做的心情，下次还会重复同样的失败，说出"这事儿我不想做，不好意思"的力量也会被夺走。如果不能坦率地倾听自己的心声，最终会产生巨大的负担。

轻松生活的一大关键是
『以自我价值观为核心』，
但这绝不是任性。

第 **3** 章

屏蔽力：让心情轻松的人生秘诀

能活得非常轻松的人，拥有不在意的力量。这些人牢牢地把握住了"以自我价值观为核心"这一点。可以想象一下陀螺，只要陀螺的中心很牢固、不晃动，即便碰到障碍物，也能把障碍物弹出去，稳定下来后可以继续旋转。

但是如果陀螺中心不稳，左右摇晃的话，即使碰到一个小障碍物也会让它停止转动。人生也会发生同样的事情。

如果听到"牢牢地把握住自我核心"的提议，的确会有人产生这样的疑问："这和任性有区别吗？"

当然，这和任性截然不同。在讨论此疑问之前，让我们先思考一下"自我核心"。医学上并没有对"自我核心"这个词进行定义。因而在此处，我们将"此时我要这样做"的信念和个性称作"自我核心"。

拥有自己的信念和个性是任性吗？当然不是。任性是指不考虑对方，把自己的愿望和想法强加给对方。

如果向对方给予了关怀和体谅，即使贯彻自己的个性和信念也不可能是任性。

不要畏惧
『通常』和『常识』。

第 **3** 章

屏蔽力：让心情轻松的人生秘诀

为了活得轻松，就要做到：即使被告知这是"通常（情况）"或"常识"也不要在意。本来"通常"和"常识"这类概念只是为了控制对方而使用的。

因为解释不清楚，所以就想拿"通常都是××""这是常识"这些话来控制对方。但这些话只对那些自己认为"哎，这不是很常见吗？""我是不是太没有常识了？"而感到不安的人起作用。

如果有人对你说这样的话，就要意识到"这个人是想控制我"，然后远离他。一个真正为你着想的人应该不会给你那样的建议，他会说出你的行为不合适的原因。要意识到那些"通常"和"常识"，其实是他人试图用不安和恐惧来改变你的行动。

为了不畏惧"通常"和"常识"，还是要做到"以自我价值观为核心"。拥有自己的价值观和方针是很重要的。

第 **4** 章

屏蔽力：
自我疗愈篇

前面我对如何屏蔽各种类型的"在意"提出建议，而且思考了"心情放轻松"的方法。

但是，即使做到那些，有时候还是会在意。一旦开始在意，又该如何恢复呢？让我们在这一章中思考一下吧。"在意"就像受伤一样，除了预防之外，还要有护理的方法，以便更好地应对。

① 预防"在意"

有时候一旦"在意"起来，就很难预防。事先把在意的事情扼杀在萌芽状态也很重要。

因此，让我们尝试掌握那些可能会让你在意的事情。

STEP1

试着把最近或者现在在意的事情写出来。

·举例：在工作上犯了点错误，被同事 A 狠狠地训斥了一顿。我很在意那件事。

STEP2

仔细想想那件让你在意的事情，试着归纳成更本质的说法。

"我很担心惹怒谁。"

STEP3

如果自己在意的状况已经很明确，试着思考一下应对方法。

"如果惹人生气了，我就一个劲地道歉。"

"尽量和不怎么生气的人相处。"

"减少错误。"

"换工作。"

剩下的只是重复这几个步骤。我想你可以不断制订出适合自己的应对措施。

② 把握"在意"的等级

把握"在意"的等级也很重要。当你"在意"的时候，要确定其对自己会造成多大的伤害。这样就能让自己屏蔽

"在意"引起的没完没了的不安。因为你在意的状况在前文①中已经明确了，所以接下来要分析自己对各种状况在意的程度。

具体来说，把最在意的状态作为 100 分来评分。

被某一位上司责骂（30 分）。

一只袜子找不到了（20 分）。

工作中犯重大错误（60 分）。

③ 着手做其他事情

"在意"是相对的。所以，一旦出现更令人在意的事情，之前在意的事情可能没那么重要了。

利用这一点，去做另外的事情也是一条良策。假如是一件新的积极的事情，"在意"也能使人享受。

比如，旅行的计划，不同的新工作，试着有意识地去关注将来的希望和梦想。这样一来，便能把讨厌的"在意"赶跑。

即使在意，
也要先行动起来。

从"在意"中迅速解放出来的方法是先行动起来。很多人是在"在意"平息之后再采取下一步行动，这是错误的，或者说这样做是在特意优先考虑"在意"。

心情是反复无常的，很难控制的。恰恰只有心情是人很难平复的。所以，让心情平复下来再行动是很难的。

先行动起来。比如，买东西时会很自然地考虑买什么，回到工作岗位时会很自然地考虑工作的内容。

我们也可以运用这个方法。即，把固定的动作设定为转换心情的仪式。

比如，你知道"哈卡"这个词吗？哈卡原本是新西兰原住民在战斗和典礼中表演的传统舞蹈，现在变成新西兰代表队在橄榄球比赛前举行的仪式上所跳的舞蹈。他们借舞蹈来转换心情，鼓舞士气。我想说的是，让我们创作属于自己的用来转换心情的"哈卡"吧。

比如，洗澡、洗脸、伸懒腰、做伸展运动。当众亮相前，在手掌心写一个"人"字，然后做个吞下去的动作，也属于这类方法。

　　这种方法是通过两种方式产生效果的。一是通过行动起到转换心情的作用；二是因深信"这样做心情就会转变"而起作用的心理暗示效果。什么行动都可以，试着创作属于自己的"哈卡"吧。

越是无法忍受
郁郁寡欢状态的人，
才更应该做日程安排。

第 4 章

屏蔽力：自我疗愈篇

有些人，一旦"在意"的话，就会为了消除这种情况而迅速采取行动，反而愈发"在意"。这种类型的人的内耗状态会被拖长。

例如，如果在意重要的邮件是否如期到来，在"邮件应当送达的时间"前，最好不要去想这件事。但是，等不了的人会从很早的时间就开始在意。

为了防止这种情况，日程安排很重要。例如，如果需要确认邮件的话，3 日后确认就可以了。此时可在 3 日后的日程中写上"确认邮件"。如此一来，这件事就暂时地被屏蔽了。

像这样，为了"能够引起你的在意"而不断在日程表中"应该在意的日子"里记下那些当天应该在意的事情，然后当天只做写下的事情。

日程安排的效果是，可以筛选出当下需要在意的事情。

试着用 5W1H 的方法
来分析令你在意的事情。

第 4 章

屏蔽力：自我疗愈篇

"在意"大多是短期的，但也有持续时间特别长的。这种情况下，可能背后还潜藏着应该处理的问题。

虽然有应该处理的问题，但当认识还不清晰时，就会以"总觉得很烦闷，压力很大"的形式留在心里。"在意"的时间越长，就越有必要考虑其中是否潜藏着可以处理的问题。

那么，如何应对拖延不解的"在意"呢？首要的是"语言化"操作，具体写出到底自己在"在意什么"。推荐使用"5W1H"的方法。

一边回想产生在意情绪时的状况，一边写出来吧。

首先是"When"。比如，和伴侣在一起时。再具体一点会更好。比如，伴侣晚上出门，等他回来的时候。接下来是"Where"。比如，在家里。"Who"是"我"。接下来是"What"，在意的是不知道伴侣什么时候回来。然后是"Why"，因为不知道什么时候才能睡。"How"，三番五次确认时间，心神不定。

怎么样？刚才还不清晰的"在意"变得明朗起来了吧。

"伴侣出去了，晚上等他回来，但不知道他什么时候回来，也不知道自己什么时候才能睡，所以三番五次确认时间，心神不定。"

这就是你的"在意"的真面目。这样一来，对策或方法就会自然而然地显现出来。例如：

· 规定关门时间

· 先睡

等等。

只要把这些内容和伴侣商量后确定规则就可以解决问题。

『出现最坏状况时我就这样做』，这种场景模拟是有效的。

127

有些人，遇到一点小事便会联想到最坏的结果，担忧不已。我其实也是这样的人。这是由"风险评估不正确"而引起的。

将风险评估得稍高一点并没有什么不妥，只有这样才能在重大事件发生之前发现并处理问题。

但是，如果过度评估风险，你会坐立不安，什么都做不了。为了预防这一点，人们也得具备无视风险的能力。

如果能很好地保持两者间的平衡也不错，但是由于本人的性格倾向、身体状况、环境等某些原因，这个平衡崩塌了。于是，担心的事情萦绕在心头挥之不去，变得很痛苦。

为了避免这种状况的发生，以下三项很重要。

· 风险的客观评估

· 他人的意见

· 最坏事态的应对

我们来分别看一下吧。首先，风险的客观评估，其解决方法是"写出来"，该法可称为必杀技。首先写出自己在意的事情，然后试着写出最坏事态的发生概率是多少，事情原委如何，以及其他情况发生的可能性有多大。

第 **4** 章

屏蔽力：自我疗愈篇

是自己的感觉也无妨。由此，可以了解自己在意的事情、不安的真实轮廓。仅凭这一点你就能轻松不少。

再者，别人的意见也很重要。鼓起勇气，试着询问各种各样的人："如果事情发展成这样，我该怎么办？"即便对方仅仅对你说一句"不会有事儿的"，你的心情也会好很多。过度"在意"往往会让一个人的视野变得越来越狭窄，所以别人的意见也可以让你醒悟过来。

最后，对最坏事态做具体应对也是有效的。事先模拟一下"出现最坏状况时我就这样做吧"。尽管这看起来可能会适得其反，但还是要摆出"虽然不会出现最坏的状况，但出现了这样做即可"的姿态。

试着采取行动

屏蔽令你在意的事情。

Tomy's
Advice

记忆常常会被改写。越是重要的和影响越大的事情在记忆中的优先顺序就越高。反过来，通过调换记忆中的优先顺序，可以减少"在意"带来的伤害。具体来说，可以采取屏蔽行动。

例如，如果"某个人不回消息"，就和其他回消息迅速的人交流。如果那样还不能减轻伤害，那就和多个人交流。

使用这个方法时，有一点应该注意，就是不要针对同一件"在意"之事反复采取行动。之所以这样说，是因为这样做反而可能将"在意"放大。

我来举个例子。如果因为在意"没有收到回复"而又发了一遍，会怎样呢？对方现在肯定处于不能马上回复的状况，即使再发一遍也不会马上收到回复。另外，如果此时收到了回复，就会造成连续发送消息的景象。你一定又会在意："连发了两遍消息，他不会觉得我很烦人吧。"

也就是说，如果因为同样的"在意"而再三采取行动，烦恼和压力更容易变本加厉。找些不同的事情做吧。

充分把握自己的『在意』。

Tomy's
Advice

第 **4** 章

屏蔽力：自我疗愈篇

把握自己"有多在意"是屏蔽的第一步。我们来仔细思考一下吧。

简单说就是：

"当问题不在眼前的时候，你是否也会在意。"

这个问题的答案是参考标准。

"在意"程度轻的话，有其他要做的事情便会把它忘记。变得稍微严重一些的话，一旦有发呆的时间就会进入"在意"的状态。进一步加重的话，会出现尽管眼前有事情要做却无法集中注意力的状况。到了这种程度，很可能会出现睡前大脑被"在意"占据而迟迟不能入眠的状况。

有时也会导致失眠、心情低落、食欲下降。如果发展到这种程度，长此以往，有必要到精神科就诊。

利用时间、分量、场所、外部转移来分离『在意』。

第 **4** 章

屏蔽力：自我疗愈篇

为了屏蔽"在意"，解放自己，最好区分使用各种技巧。因为"在意"是一种纠缠不休的现象。技巧之一就是"分离"。在这里我想就"分离"做一番思考。

首先考虑一下直接从"在意"中分离自己的方法。大致有以下 3 种方法。即：

- **通过时间、分量分离；**

- **通过场所分离；**

- **通过外部分离。**

首先，让我们来考虑一下通过时间、分量分离的方法吧。这个方法关键在于管理自己的日程，决定"在意的事情考虑到什么时候"。

也就是说，到了某个时间就中止"在意"。对"在意"之事，如果平时就能做到在某个时间中止、切换自己（的行动）会收到不错的效果。

其次，根据"分量"分离的方法。"决定到 ×× 程度后就中止"。

再次，根据"场所"分离的方法。这是决定"在意"的场所的方法。

比如工作的事情只在公司考虑，学习的事情只坐到学习桌前时考虑，家人的事情只在家里考虑。把场所和"在意"联系起来，离开那个场所时，把在意的事情也留在那个场所。

最后介绍一下"通过外部分离"。该方法旨在创建这样一种系统：将"在意"放入待办清单、日程或笔记中，必要时再想起来。如果心中浮现出"在意"，就把它扔到外面，从头脑中消除。

也许采取任何一种方法分离"在意"都不能一蹴而就，也许任何一种方法最初都很难做到，但是可以逐渐养成习惯，不知不觉间"在意"就减少了。

把自己和别人分开。

接下来，我们思考另一种把自己从"在意"中解放的方法。这种方法不是直接把自己从"在意"中分离出来，而是把自己和别人分开。有些人会把自己的问题和别人的问题混为一谈，并因此烦恼不已。

这样的人存在以下几点问题：

· 无法整理问题

这些人不擅长将自己的烦恼和问题表达出来，一旦问题变大就会莫名其妙地慌张。这需要通过写出自己的问题，并整理、筛选自己应该处理的"在意"来改善。

· 和有些人距离过近

如果身边有那些过度干涉你的人、依赖你的人、和你走得太近的人，就会混淆别人的问题和自己的问题。这种情况下，可通过拉开与那个人在物理上、心理上、时间上的距离来改善。

第 **4** 章

屏蔽力: 自我疗愈篇

· 让自己和面子分离

有些人会把自己与面子和常识进行"比较",一个劲儿增加"在意"。解决方法很简单,但执行起来可能很困难,那就是"拥有自我核心"。

我想探讨一下这个方法。

· 把对自己重要的东西排好先后顺序

自己很珍惜的东西,对父母朋友的观念,自身经济状况、生活方式,与一般常识相去甚远也没关系。请写出来,排一下先后顺序。

关于先后顺序,如果可以的话,尽量确切地排出一二三。如果很难做到的话,粗略地分为优先度高的组和优先度低的组也行。

写出对自己来说重要的东西,并排好顺序。仅仅通过这一小小的行为,就能够有效明确自己的价值观。

第 **5** 章

致想让自己有所改变的你

社交平台上净是些令人在意的事情。只要你减少花在上面的时间，结果会大不相同。

第 **5** 章
致想让自己有所改变的你

智能手机其实是令人在意的"宝库"，甚至可以说它把"在意"具体化了。想想手机的用途就明白了。

比如，因为"在意"而看 SNS。

因为"在意"而确认 LINE 的来信。

因为"在意"而检索。

在没有智能手机的时代，SNS 也没有普及，使用 SNS 需要去有电脑的地方。更早之前甚至没有 SNS。

在那个时代，即使对什么感兴趣，想要展开搜索也没有那么容易。想马上应对"在意"时，却只能放弃。这其实相当于自动实现了从物理上、时间上分离"在意"。

反过来说，把智能手机放在手边，就是在与"在意"保持联系。从这个意义上来说，远离智能手机的"数字排毒"是合乎道理的。

虽然没有必要舍弃智能手机，但只要减少使用手机的时间，结果就会大不相同。例如，决定"将确认手机的次数改为1天3次"之类。即使一开始觉得有点不方便，不久就会发现并无大碍。即使在没有智能手机的时代，社会不也照样运作。

你可以特意腾出

『大脑空闲时间』。

Tomy's
Advice

第 **5** 章
致想让自己有所改变的你

　　有时，明明有自己喜欢的东西，但喜爱的感觉却渐渐地模糊起来。特别是当每天都因眼前之事忙得不可开交时，这样的情况就更容易发生。

　　在这种情况下，建议有意识地抽出时间思考一些不着边际的事情，故意创造"头脑放空的时间"。原本自然到来的"头脑空闲的时间"并不是什么好事，因为容易产生不安或寂寞等消极情绪。此处建议的并非此类"头脑空闲时间"，而是有意地创造"让头脑闲下来的时间"。中国人有"三上"说法，意思是，最适合构思文章的三个场合是：骑在马上的时候，躺在床上的时候，上厕所的时候。

　　这无非是在有意地创造"让头脑闲下来的时间"。这样就可以想起自己喜欢的事情，制订计划。

想说却说不出口，
果真如此吗？

致想让自己有所改变的你

想说什么，却说不出口，不一定是自己的问题。比如说，有这几种类型：

· 没有勇气说出想说的话。

· 如果说出想说的话，可能会变成坏事，所以不能说。

· 即使说出想说的话，也得不到理解，最终会被否决。

前两类是自己的问题，后一类是对方的问题。也就是说，"想说的话说不出口"是在自己和对方的关系中出现的烦恼。

我们来逐一看看。

· 没有勇气说出想说的话

这单纯只是"习惯"的问题。因为平时自己说不惯，所以才说不出口。从平时做起，即使是一些小事情也要"说出想说的话"。

对信任的人说一些杂乱无章的话也没关系。

· 如果说出想说的话，可能会变成坏事，所以不能说

首先，了解对你而言的"坏事"很重要。"坏事"可能是比如"会不会被人讨厌呢""会不会破坏气氛呢"等各种各样

的事情。处理这种情况，最基本的做法还是试着写出来，然后好好考虑一下是否真的会变成这样。

·即使说出想说的话，也得不到理解，最终会被否决

面对这种情况有两种对策或方法：一种是设法让对方理解，另一种是放弃。设法让对方理解，是指把自己想说的话简洁地表达出来，目的是将想法传达给对方。但有时候却达不到这样的效果。

另外，意想不到的是，放弃也很重要。仔细想想，有些话传达不到也没关系。只不过这些事在不知不觉间变成了自己的执念。传达之后，如果对方当作耳旁风，那就选择"放弃"。

你不可能去过别人的人生。
与其跟别人比较，
不如专注于自身。

因和朋友作比较而产生"在意"情绪的人比较多。这些人，几乎意识不到"别人和自己的圈子不同"。你不可能去过别人的人生，比较是没有意义的。你和别人身上甚至没有共同点。

　　为什么会"在意"此事呢？是因为人是一种愿意寻找共同点的生物。你总是试图寻找和别人的共同点：工作环境相同，年龄相同。人生本来是没有标准的，但是这样你会感到不安，于是寻找和别人的共同点来进行比较。一旦这样做，你的人生将是无休无止地在意别人的一生。

　　该怎么办呢？一种方法是改为考虑自己的问题。

　　例如，如果在意别人的生活水平，就转换思路去想"如何提高自己的生活水平"。例如，如果"在意别人在外用餐的次数多"，就重新考虑一下增加自己在外就餐的次数。

　　也许，当你冷静地思考一下，才发现自己并不需要在意这些事。例如："虽然我很在意别人总是在外吃饭这件事，但是仔细想想，我把钱花在买书上了呀，而且现在生活与工作的平衡度刚刚好。与之相比，我并不是多想在外面吃饭呢。"如果你这样想的话，就能认可自己的现状。

重要的是自爱。
健全的自爱是可以慢慢培养的。

Tomy's
Advice

作为屏蔽力的关键，"自爱"尤为重要。

说到"自爱"，总给人一种在各方面彰显自己，或者撩起头发照镜子的印象，但这并不是真正的自爱。

真正的自爱是指"保持自己原有的样子就好"。如果做不到，就会在意别人是怎么看自己的，自己原本的感受也会模糊起来。之所以会在意面子、和周围的人比较，原因就在于此。

很多没有真正自爱的人认为"得不到别人的好评，自身就没有价值""如果对别人没有用处，自己就不会被爱"。实际上本节开头所讲的"各方面彰显自己的人""经常撩起头发照镜子的人"和真正的自爱完全相反。

那么，怎样才能拥有真正的自爱呢？想做到这点并非易事。之所以这样说，是因为自爱是与一个人性格和成长经历等息息相关的，没法一下子培养出来。

但是不要轻言放弃。虽说不能一下子变得自爱，你还是可以一点点地改变。比如，在同学会上见到很久不见的同学，有的人是不是让你觉得他的性格跟过去截然不同？

第 **5** 章
致想让自己有所改变的你

"咦，这个人以前明明很内向，现在却变得非常外向开朗了呢。"

"咦，这个人以前给人一种一点儿不机灵、以自我为中心的印象，现在却给人一种非常细心温柔的感觉。"

这是当事人根据自己的意愿和环境，一点点改变自己的性格和行动所沉淀下来的结果。性格和脾气也可以像剥洋葱，一点点地改变，健全的自爱同样也可以慢慢培养。

第一步怎么做？我想提出这样一种方法。

当面临选择时，试着决定"喜欢哪一个"。然后试着向别人说出自己的好恶，按照自己的意见行动。

没有真正自爱的人，连这个都不擅长。他们常常不能表达自己的喜好，而是问别人："你想怎么办？"或者："我该怎么做好呢？"这不是在为他人考虑，而是连对自己的好恶都没有自信。

但是自己的意见、喜好并没有"正确"或"错误"之分。首先决定自己的好恶，明确表达出来，按照自己的意见行事。从这一刻开始，自爱就可以一点一点地培养起来了。

神奇的是，如果想着

『愿望不实现也没关系』，

便会从愿望的执念中

解放出来。

154

第 **5** 章
致想让自己有所改变的你

"在意"很多的人，大多没有"有了这个就心满意足"的心态。怎样才能找到那样的"宝藏心态"呢？

从结论上来说，这种"有了这个就心满意足"的心态不是创造出来的。如果你有这种心态，那你应该已经在践行它了。当你祈愿想要什么的时候，恰恰说明你"没有这种心态"。此时，解决"愿望的困境"尤为重要。这是我此刻想出的词汇，具体是指一种"越许愿便越在意愿望而不得"的现象。

越渴望被爱，就越得不到爱。越想肯定自己，就越不能肯定自己。这就是愿望的困境。要想从中解放出来，只需做到一点，即转变态度，听天由命地想："即使愿望不实现也没关系。"在这种情况下，即使你没有"有了这个就心满意足"这样的心态也不要紧。硬要去追寻自己没有的东西，反而是在折磨自己。这样的情况令人焦躁，继而导致欲壑难填的人生。有很好，没有也没关系。这不是你要找的东西。

想想看，
本不存在失败这回事儿。

第 **5** 章

致想让自己有所改变的你

我发现有这样一类人，他们因为担心失败而无法集中精力做事情。当这种情形变得严重时，就会害怕失败，不敢做任何事情。

有这样的想法是性格使然，不会轻易改变。但是，一点点地去改变是有可能的。我想给大家分享这样一种方法。

·想想看，本不存在失败这回事儿

害怕失败的人，大多会认为"在某个瞬间，或成功或失败，一切将成定局"。但是，认为在"某个瞬间成败已定，多做无益"的想法是错误的。

例如，在公司做了一次发言，即使被上司百般吐槽，也不算"失败"。

这仅仅是一个改进、让下一次发言更好的过程而已。

此时，可能有人会问："那考试和就业呢？"如果不合格，就得复读、工作、应聘下一份工作。从这个意义上讲，这仍旧只是一个过程而已。

总之，塞翁失马，焉知非福，成败并不是在一瞬间决定的。但是，如果逃避一切，则连过程都无法推进。唯一真正的失败就是不作为。

健全的自爱，
可以拯救一切。

Tomy's
Advice

第 5 章
致想让自己有所改变的你

保持自我、遵从自己的内心，就能拥有屏蔽的力量，要做到这一点根本上需要的是"健全的自爱"。自爱有健全和不健全之分，区别在于是否可以屏蔽他人的看法。

比如一个人主张"我很厉害"，若是得到了好评，他才会坚信自己的主张。这不是健全的自爱。因为是否得到别人的承认不是厉害与否的证据。如果以此为前提，一旦不能确信自己是否得到好评，自爱便荡然无存。把有没有人承认当作前提，如果不能确信自己是否被评价的话，就不能马上保持自爱了。

另外，所谓健全的自爱，是认为"原本的自己就很好"，没有必要主张自己的厉害之处，没有必要在意是否得到好评，也没有必要确认。

只需考虑自己是怎么想的，按照自己的节奏生活就好了。因为大多数"在意"是在乎"别人是怎么想的"，所以这样一来"在意"就全部解决了。

当然，健全的自爱是不容易做到的。但是，如果能把握自爱到底是什么，并将其作为目标的话，就会慢慢地轻松起来。

不在意的轻松的生活方式的终点是"拥有健全的自爱"。

何为"屏蔽的力量"

这次我们就"屏蔽的力量"展开了思考。但是也许有人注意到了，"屏蔽力"和拥有"自我核心"几乎是同义的。

正因为拥有自己的价值观核心，才不会在意其他的事情。区别仅在于你是关注建立价值观核心，还是关注把在意的事情一扫而光。

但是，该怎么做才好呢？答案其实并不简单。"自我核心"因人而异，在意之事有各种各样的原因和类型。换句话说，"没有决定胜负的一击"。

最大限度地减少头脑中的念头，自如地运用各种方法屏蔽其他的"在意"。意识到并珍惜"自己想做的事情"。除此以外别无他法。

然后，通过每天重复这一过程，逐渐地成长为一个能调控自己的人。虽然做法很朴实，但却是最重要的。屏蔽的力量是可以通过日积月累的努力一点点获得的。

如果这本书能帮助到你，那将是我的荣幸。

托米医生

2022 年 9 月

图书在版编目（CIP）数据

屏蔽力 /（日）托米医生著；王彦译. — 广州：
广东人民出版社，2024.3
ISBN 978-7-218-17010-7

Ⅰ.①屏… Ⅱ.①托… ②王… Ⅲ.①心理健康—通
俗读物 Ⅳ.①R395.6-49

中国国家版本馆CIP数据核字（2024）第011843号

广东省著作权合同登记图字：19-2024-017号

PINGBI LI

屏蔽力

[日] 托米医生 著　王 彦 译　　　版权所有　翻印必究

出 版 人：肖风华

责任编辑：钱飞遥
产品经理：周　秦
责任技编：吴彦斌
监　　制：黄　利　万　夏
特约编辑：路思维　杨　森
营销支持：曹莉丽
版权支持：王福娇　贾　超
装帧设计：紫图图书 ZITO®

出版发行：广东人民出版社
地　　址：广东省广州市越秀区大沙头四马路10号（邮政编码：510199）
电　　话：（020）85716809（总编室）
传　　真：（020）83289585
网　　址：http://www.gdpph.com
印　　刷：艺堂印刷（天津）有限公司
开　　本：880mm × 1230mm　1/32
印　　张：6　字　　数：91千
版　　次：2024年3月第1版
印　　次：2024年3月第1次印刷
定　　价：49.90元

如发现印装质量问题，影响阅读，请与出版社（020-85716849）联系调换。
售书热线：（020）87716172